Jéssica Dornelles

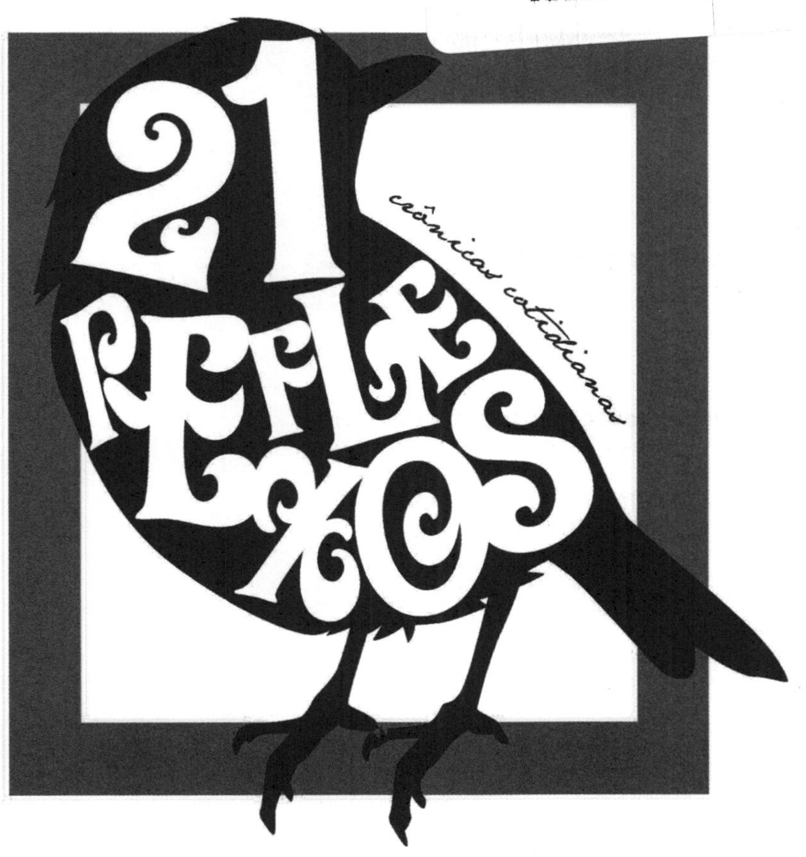

Editora InVerso

Editora InVerso

R. Clóvis Bevilaqua, 352 – Cabral – Curitiba-PR
80035-080 – Tel.: (55 41) 3254-1616 – 3538-8001
editorainverso@editorainverso.com.br
www.facebook.com/editorainversoo
www.editorainverso.com.br

Coordenação Editorial
Cristina Jones
Editora InVerso

Capa
Adriane Baldini

Revisão e projeto gráfico
Carlos L. W. Jorge

Dados internacionais de catalogação na publicação
Mona Youssef Hammoud – CRB/ 9ª -1393

D713v DORNELLES, Jéssica. **21 Reflexos**
1. ed. Curitiba: Ed. InVerso, 2018
100p. 15x21cm

ISBN: 978-85-5540-105-3

1. Literatura brasileira. 2. Crônicas.
I. Título

CDD. 869.8

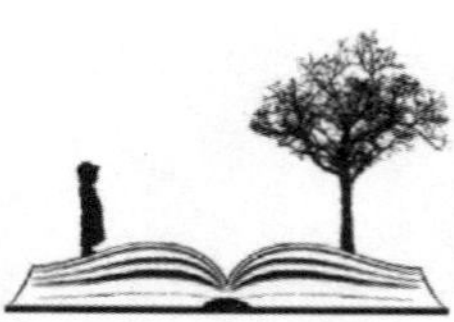

Dedico incansavelmente este livro à minha família, que me carregou nos braços durante todo esse tempo e, mesmo sem perceber minha escrita, continuou a me apoiar sem nem notar.

A minha mãe, pois tanto vibramos juntas e, hoje, mesmo que distantes, podemos comemorar este desejo com corações entrelaçados. O universo foi bondoso ao poder encontrar você e dividir tudo isso, e ainda assim ser sua filha.

A meu pai, a figura que me ensinou a esperar por todos os momentos vitoriosos que tive até aqui, obrigada por confiar e aguardar.

A minha irmã, que é e sempre será um porto seguro, quem sempre me leu, se orgulhou e sorriu junto comigo.

A minha querida avó Edília, que me encaminhou para a carreira que hoje me reencontrou com a escrita.

A minha doce avó Maria, que jamais desistiu de meus passos e tanto me quis ver voar, e hoje pode, mesmo que de longe, comemorar.

Dedico também ao Fábio, que não me deixou desistir e que me trouxe uma das mais belas inspirações que cabem a este livro.

A todos os meus amigos e conhecidos que cruzaram e ainda pertencem ao meu caminho. Quem sempre me leu e ainda me lê, amigos distantes e os que estão ao meu redor, os que foram e os que vieram, e quem está por vir. Ao Leonardo, a pessoa que me trouxe tanto amor. É extremamente importante ter a sensibilidade destas pessoas enquanto trago meus pensamentos ao papel.

A quem segurou junto comigo a barra, aos pais de meus amigos que tanto abraçaram meus sonhos. Este é um abraço breve para todos que um dia me recepcionaram em suas vidas e me levaram neste embalo doce que é a vida.

A todas as forças superiores que me confiaram o dom da escrita e me deram a força de acreditar que tudo merece esforço e fé.

Por fim, à vida, mas principalmente a meu avô, Getúlio, que hoje está em outro plano, mas sempre me trouxe a bondade e o carinho que sinto por todos os seres com quem me relaciono. Este é um presente meu, com dedicação total a você. Muito obrigada por não me desamparar.

O domingo é triste.

Existe uma quantidade significativa de pessoas que conheço que possuem essa linha de raciocínio.

O domingo é triste porque alguém foi embora.

Domingo é triste porque amanhã volto ao trabalho.

Domingo é triste porque termina todo cansaço.

Me lembro de olhar a janela e sentir essa mesma sensação, domingo triste.

Pra falar a verdade, descobri que eu entristeço o domingo, eu acabo nublando o dia dele, eu falo de coisas de que não gosto e falo que gostaria que, no final, ele ficasse.

Pra falar a verdade, o domingo é dia de saudade, saudade de casa e de tudo aquilo que já foi.

Domingo é dia de mostrar que o tempo passa e continuo mal-acostumada.

Domingo é dia de cama desarrumada.

Domingo é a caixa de lembranças que eu descubro todo final da minha semana.

Domingo é dia de lembrar de que o coração ainda ama.

Talvez o domingo seja um dia feliz, dia de decisão e dia de transmissão.

É isso.

Transmitir a sensação de que nenhum dia é em vão,

Sendo domingo ou não.

Lucky e eu nos conhecemos um ano atrás. Nos apaixonamos. Somos frutos de amores que não dão certo, mas temos certeza de que amamos incondicionalmente um ao outro.

Lucky era um objetivo, vivo.

Quando quero muito algo, sou capaz de ultrapassar um mundo inteiro com minhas forças.

Quis o Lucky.

Eu e Lucky nos conhecemos nas fases intensas da vida.

Eu e Lucky nos ensinamos que tudo vai embora, até o agora.

Eu e Lucky não nos vimos muito ultimamente, e quando nos reencontramos, é digno do amor que merecemos. Estamos presente em mente.

Eu e Lucky temos os mesmos instintos, ou será que eu sou o Lucky?

Eu e o Lucky reconhecemos dor no olhar, sem falar.

Eu sou Lucky, mesmo quando não sou forte.

Porque Lucky veio, quando tudo desaba e ainda assim eu tenho "sorte".

Uma vida. Um cachorro.

Dias.

Saudades de casa, dias em que preciso estar em brasa. Tranquilizando a asa.

Vontades de lugares, pessoas e olhares.

Verdades.

A vontade de contar novidades e escutar suspiros e muitas saudades.

Todo momento foi e será. O que tenho agora, amanhã talvez não caberá.

Ir embora, decidir, descomplicar.

Amar a vida, boa ou ruim.

Às vezes também precisa de partida.

Todo momento é momento, e, se começa ou termina, isso é só um tempo.

Estamos completos.

Sozinhos e desertos.

Estar sozinho não é ser pequeno, estar sozinho trata-se apenas de estar dentro de si, sendo dono da única coisa que realmente lhe pertence no mundo, você mesmo.

Estar sozinho por um dia, dentro do carro, sozinho em casa, na sua casa.

Estar sozinho na rua, sozinho no bar ou sozinho no lar.

Sozinhos, talvez estejamos com alguém, talvez completos ou então sem ninguém.

Estar sozinho não se trata de ser solidão e viver triste na imensidão.

Estar sozinho é viver dentro do seu próprio mundo.

Estar sozinho é saber se cultivar, brotar.

Estar sozinho é ser pequeno para o mundo e imenso dentro do seu próprio ninho.

Fique sozinho. Sinta sua própria sombra e voe sempre,

Passarinho.

Aberto ou fechado

Quente ou frio

Às vezes é vazio

Solidão de coração grande

Sozinho a alma expande

De dentro pra fora,

Tem dias que sou pequena e tem dias que sou o mundo,

Tem dias que sou apenas o agora.

Rápido demais, sem entrelinhas

As tuas dores também são minhas.

Cheio ou vazio?

Não esquece

Pensamento também fica frio.

O começo do recomeço

Tirei da vida o preço

Caminhei de pés descalços, com apreço

O começo então não é nem um terço

Do que eu me ofereço

Pequena ou grande

Mulher ou menina

No colo da vida, aconchego no berço

Todo dia decide algo meu, um encontro do meu eu.

Todo dia eu sou meu menos tu mais nós.

Todo dia quero mais companhia de estar a sós.

Todo dia eu sou outro corpo e peço alma.

Talvez amanhã, um outro dia

Eu entenda que a vida não é ser, e aí então...

Eu peço calma.

Antes que 25 termine.

Dia do viajante e escritor, engraçado o meu desleixo no encaixe das entrelinhas.

Obrigada por quem já botou os pés comigo na estrada e a quem me emprestou o coração pra fazer morada.

Escritora e apaixonada.

A transição, o cair e levantar. O estar ausente e ainda amar.

A vida é sobre passagens rápidas, saber a hora de ir embora mas saber a hora de chegar.

Brotar, florescer, mas também murchar.

É preciso ir pra poder voltar.

Seja árvore, tenha raízes.

Saiba cultivar, mas principalmente adubar.

Não há receber sem se doar.

Dentre tudo, dos mundos que quero estar. Viver e apenas presenciar.

Deixa de falar, sinta o pensar.

As saudades que sinto, o toque, o abstrato.
Me sinto longe, ainda que com contato.

Não é apenas começar do zero, dar chance pra viver de novo,
não é apenas mudar de cidade, não é apenas mudar de vida.

É ir embora, abrir mão do aconchego, do boa noite materno
com cama arrumada, é deixar o cuidado paterno.

É colocar tudo no bolso esquerdo do peito, e ter carinho com
quem lembrou uma vida inteira, agora lembrar de longe.

Ir embora é mais que tudo isso, é remar no barco da vida e
saber que só o amor de verdade é missão cumprida.

Sou tão pequena, mas sou imensa, com a cabeça erguida.

Só saudades.

DENTRO DO ESPAÇO, COM LAÇO E
DOIS CORAÇÕES QUE BATEM
EM UM MESMO COMPASSO.

NO TRAÇO, CORAÇÃO NÃO VIVE
SEM ABRAÇO E NÃO ACELERA
SEM AMASSO.

AMOR NÃO PAGA, ABSORVE,

AMOR COM VERDADE,

COMOVE.

AMOR NÃO PROMOVE,

AMOR SEM TOQUE É DOR,

AMOR NÃO PUBLICADO
TAMBÉM É FLOR.

AMOR QUE SENTE, ARDE DENTRO
DA GENTE, SEM PRECEDENTE,
PRESSENTE.

TE FAZ VIVER OU TE MATA?

Deixo algo para trás, deixo uma roupa,
um sapato, um olhar, um sorriso, deixo
alguém. Deixo, não sei quem.

Sigo pra frente e vou deixando, confiante,
sigo adiante.

A minha vida, pra frente ou pra trás,
é sempre instante.

Não importa o quanto, a estrada é minha
morada, por enquanto.

Conheci o homem da foto no mês passado. Na verdade, conheci alguns meses atrás. Pra ser sincera, eu o conheci um ano e três meses atrás. Só a gente não sabia.

Conheci o Fábio por detalhes, jeitos e olhares, conheci na voz, no cheiro, do anoitecer ao amanhecer. No café da manhã, na forma com que prepara meu almoço, e conheci também no jeito com que ele se encaixa aos meus defeitos.

Conheci, desconheci, despercebi e reencontrei. Mesmo sem sequer imaginar que já o amava de algum lugar.

Quando nos demos por conta, era amor, bem antes de ser.

Não sei se o destino trouxe o cara da fila pra perto de mim, não sei se a vida fez com que tudo se alinhasse mesmo depois de tanto tempo, ou não sei se alguma força maior me fez reencontrar o cara por quem eu me apaixonei sem sequer saber o nome, dentro do mercado.

Eu sei de uma coisa, o mundo é extremamente intenso, da mesma forma que o sentir, tá no jeito de agir. Sorrir.

E se eu pudesse entender toda essa história, juro que colocaria em uma página do meu livro, loucura, ele entendeu antes de mim. Me entregando à caneta, pra tentar descrever tudo que meu peito sente, tem gente que só de existir já é presente da gente.

Tá escrito com carinho aqui dentro, nas entrelinhas da alma. Eu tenho sorte, eu tenho muita sorte.

Feliz dia dos namorados a todos os corações apaixonados!

Curva é trajeto para o certo e para o errado, é o inverso, o que será praticado. É a forma de dar o passo que te leva ao precipício ou então te tirar da monotonia do início.

Curva é a surpresa que vem trazer resposta com clareza.

Vida curva

curva curta

Vida curta

Curta a curva

Ou viva a vida

Não sei se deveria esperar, até porque a vida não me espera.

Quando a gente começa a florescer, é primavera.

Não sei por quanto tempo vou ficar ou se vou aquietar, eu não sei esperar.

Não sei por que o mundo dá voltas e por que o sol se põe, mas eu sei por que ele nasce. E ele só nasce porque tem vida depois do fim.

A vida é assim.

Depois de tudo, existe um novo ciclo, um novo tempo, um céu aberto e um coração completo.

A vida é fim, mas também começo, apreço.

Apreço, e recomeçar a florescer, não tem preço.

Mesmo que o dia termine, e que a luz se apague ao me deitar, eu tenho certeza, é hora de recomeçar.

Outra chance, outro dia. Amar.

(Um texto sobre bilhetes que desarmam de surpresa as armadilhas do peito, um poeta dentro do coração).

Esteja preparado,

esteja sempre preparado.

Para o bom ou para o bem, mas para o ruim também. Mantenha seu coração junto de sua alma, aprecie apenas com calma.

Esteja preparado,

mesmo se tudo der errado.

Pra quem vem e pra quem fica, identifica.

Esteja preparado,

Para quem foi e o que vai ser um dia, mantenha a sintonia.

Esteja preparado,

para momentos, com bons argumentos.

Prepare então seus sentimentos.

Ou então não se prepare, o acaso não existe e o destino, não há o que se compare.

Persiste, insiste. Não pare.

Eu fico tentando imaginar o que se passa do lado de lá. É incrível como a vida em fração de segundo muda, e nada vira tudo e tudo vira nada.

Quando acho que aprendi tudo, ela me ensina um pouco mais, me faz olhar além, procurar me descobrir mais.

A solidão também é se descobrir dentro de um vazio em que só cabem você e seu coração, é preciso conversar às vezes também.

Cada momento é necessário para o próximo segundo, todo momento é necessário para amanhã.

Saudades de ontem, vontade de abraçar o amor. A gente tem que partir.

Abrir a cortina da vida, seguir.

MINHA MORADA É ONDE MEU
CORAÇÃO HABITA.

SE SOU VIAJANTE,
TAMBÉM SOU NAMORADA.

DA ESTRADA.

TRANSMITA.

A VIDA NOS MACHUCA ÀS VEZES, BELISCA. ACHO QUE É PRA ACORDAR E, MESMO ESTANDO LÚCIDO, ABRIR OS OLHOS. ELA NÃO FAZ POR MAL.

FECHAR O CORAÇÃO MESMO COM TANTO TROPEÇO É BANAL.

AMAR SEM CESSAR, MESMO SE FRACASSAR.

QUANTO À VIDA, TEM QUE ABRAÇAR.

Essa música é o hino da minha família, poxa.

Justo no domingo, dia de família?

Sinto meus pais aqui do meu lado.

Sinto meu pai cantando e me olhando com ternura.

Sinto minha mãe reclamando da minha pose de durona.

Sinto minha irmã abraçada comigo, mesmo que em cômodos diferentes da casa, dizendo que me ama.

Sinto. E sinto muito.

A vida faz isso.

A saudade é uma lembrança incrível do coração. É só chorar, libertar.

Saudades de casa. Isso vai passar, tá tudo bem.

Esta semana fiz faxina no apartamento, tentei limpar o máximo de móveis e eletrodomésticos possíveis. Incrível, a faxina não andava. Fiquei horas e nada ia.

Na hora de limpar o fogão, paralisei. É um fogão meio antigo, minha mãe usou durante boa parte da vida dela, passou pro meu irmão quando ele foi embora de casa e agora é meu.

A questão não é exatamente o fogão, mas a saudade.

Quando a gente vai embora de casa, não se submete apenas a fazer a mala e carregar alguns móveis na mudança.

Ir embora de casa é mais do que isso.

Ir embora de casa é crescer espiritualmente, é se sentir livre e triste ao mesmo tempo, é querer voar mas querer deixar parte das asas.

Ir embora de casa vai além da vida adulta, é aprender com a solidão, é entender que abraço de mãe só vai ficar na memória do coração.

Ir embora de casa é entender que todo tempo em casa é essencial pra um crescimento principal. O seu.

Achei que já era gente grande, ilusão a minha. Tô só começando a viver.

É gostoso ser pássaro, voar por aí.

Ruim mesmo é fazer a mala, ninguém gosta de partir.

No final de tudo, eu entendo.

Eu vim ao mundo pra ser feliz, a condição... só o mundo diz!

Apreciação faz parte da preservação.

Viaje, mas se lembre de que lugar de lixo é no lixo. E não se fala mais nisso.

Respeito para com quem vive dela, respeito com todo mundo.

Amor e respeito sempre presente, surfista, pescador, turista, é tudo a mesma gente.

Amor consciente.

Preserve.

Às vezes me bate uma curiosidade de conhecer o céu, conhecer Deus, o paraíso.

Às vezes eu me sinto sozinha, e às vezes me sinto rodeada de gente. Só às vezes.

Sabe, é uma mania constante de querer viver mais, sorrir mais, com pouco, mas ter mais do intocável.

Já fui egoísta, confesso.

Já fui ciumenta, possessiva, já dei atenção pra gente que queria me diminuir, já liguei pra bens materiais, e já errei também.

Eu mudei, mas o tempo me mudou.

O tempo traz gente, leva gente, deixa gente, faz momentos, faz instante, faz amor acontecer, faz florescer.

O tempo.

Durante muito tempo apenas me vi, e ao mesmo tempo em que só me via, me esquecia.

Hoje sentei na sacada pra pensar que mesmo sozinha, mesmo fora de casa, eu ainda tô completa. Hoje eles estão realizando um desejo antigo de casal, e mesmo a milhares de quilômetros de distância, eles estão felizes.

E eu tô muito feliz.

Não sei se quero conhecer o paraíso, eu já conheci parte dele.

O paraíso está em sentir alegria na alegria do outro. Amar tudo que estiver e não estiver ao teu alcance. Paraíso é se amar tanto, a ponto de explodir amor pelo outro.

Eu tava aqui pensando como as coisas mudam num intervalo de tempo, e como a gente tem que estar preparado para mudanças.

Dedico meu texto a todas as pessoas que sentem medo do novo, e por (ou sem) querer, se limitam na mudança e se autoalgemam ao estático.

Não se trata de fazer muitos planos, mas de realizá-los.

Não estou falando que se deve tentar realizar tudo, mas sonhe com tudo.

Vivemos em um mundo onde tudo é idealizado, tudo muito planejado e nada realizado.

É preciso tirar algumas coisas do papel, arrancar algumas folhas do caderno, rabiscar, é preciso tomar decisões, terminar, iniciar, prestigiar, sonhar, e novamente... realizar.

Sem medo. O medo barra absolutamente tudo e te torna inseguro.

Não me lembro quando decidi mudar, mas lembro que me disseram que terminaria sozinha; eu e a mochila florida.

Sabe que eu até me mudei de cidade, de fato, tô morando sozinha, mudei de faculdade, a mochila também tá aqui.

Mas eu tenho certeza de que eu tô apenas começando.

Permita que te diminuam, mas permita-se autoconfiar.

Permita que não te amem, mas permita-se autoamar.

Permita que te esqueçam, mas permita-se autoconhecer.

Permita então que te desconfiem, e aí... mais do que nunca, te desafie por si.

É permitido sonhar e viajar, só não é permitido parar.

Finalmente, encontrei meu lugar.

Abraço forte e cheio de saudade nos corações que deixei, mas um sorriso sincero. Pois finalmente me encontrei.

Louca. Meus amigos disseram.

Enviei a imagem e não teve outra palavra além dessa que eu pudesse ler primeiro, louca.

Querem saber por quê? Senta que eu conto.

As pessoas têm uma falha enorme dentro dos seus corações, onde assemelham a imagem de duas pessoas com aparência física "linda" se relacionando. Errado.

Quando vivemos a experiência de amar alguém, por vontade própria nosso coração fecha os próprios olhos e deixa agir conscientemente de forma inconsciente; confuso, né?

Amar alguém vai além do físico, da estética, da beleza retratada em imagens, de curtidas ou seguidores. Amar alguém está relacionado a um único significado: amar.

E é isso que falta, conhecer o verdadeiro coração das pessoas, abraçar a alma, com calma.

Não é feio nem bonito, é amor. Ponto final.

Agora se eu contar que essa surpresa foi feita pra um ex-amor, depois de muito tempo afastado, um ex-namorado?

Amor que não se explica, só sente. E a loucura é amor que vive na gente.

Não é feio amar, não é feio sentir, não é feio ir atrás.

Feio mesmo é não agir e deixar o amor partir.

Segredo nosso... Eu amo MUITO!

Corajosa, me disseram.

Corajosa porque mudei de casa, porque decidi morar em outro estado, morar sozinha.

Corajosa porque mudei de curso e porque dei a cara a tapa. Corajosa porque pego o carro e dirijo a qualquer lugar, sem sequer piscar.

Corajosa?

Eu não sei.

Coragem é muito mais.

Coragem é amar, multiplicar ideias, abraçar o mundo inteiro, espalhar amor por aí.

Coragem é sorrir pra segunda-feira, e brilhar alegria na cidade inteira.

Sabe o que eu acho? Corajoso mesmo é o amor, que sem idade, sem medo, sem tempo, bate na porta da gente e faz a vida ficar colorida e se jogar assim, como se jogou pra "Júlia". Corajoso é amor dele pra ela, que longe ou perto não se esquece de que, acima de tudo, amor também é ser incompleto.

Corajoso é ir atrás dos próprios sonhos.

Feliz dia da mulher adiantado pra todas as "Júlias" desse mundão. Um cartão escrito a mão, porque quando feito assim, quem escreve é o coração.

Muita coragem pra nós.

Final de dia é uma parte especial pra mim. Agora que tenho aprendido a vivenciar exatamente tudo, tenho notado como uma viagem faz bem pra alma.

Ainda tem muita coisa pra gente consertar, organizar. Pôr tudo no lugar.

Inexplicável a sensação de ter o controle e seguir a qualquer lugar.

Estar em paz consigo mesmo faz com que alguns problemas virem coisas pequenas e acaba passando por cima deles sem nem perceber.

Tem bastante coisa que a gente precisa lapidar, mas o primeiro passo é sempre o amor. Ele é essencial.

Tem coisas que o mundo não explica, e eu aprendi isso.

Para de tentar e forçar o que não acontece, o tempo precisa de tempo também. É gente como a gente. Para de empurrar com a barriga o que te deixa infeliz, e começa a aprimorar tudo.

A mudança é importante, mas ela não tem data. Quem decide é a gente.

Fazer as malas do que te faz mal, é simplesmente partir pra um lugar onde o bem-estar habite.

Importante mesmo é se sentir feliz. Entender que a vida é vai e vem. E tudo, absolutamente tudo nessa vida passa, mas ensina.

É só querer aprender.

Coisa breve.

Essas palavras são para todas as pessoas que sentiram medo, que têm medo de arriscar e que de alguma forma ficaram intactos no tempo por medo da mudança.

Não tenho muito pra dizer, mas eu queria contar que a mudança faz bem, que ser louco também. Que arriscar faz muito bem, e que amar a vida também.

Talvez esse não seja meu passo certo, ou então seja o mais certo de todos. Talvez daqui, agora, saia uma nova pessoa com uma boa história pra contar. Já deu história.

É bom ficar parado no tempo, é bom sofrer, é bom dar errado, é bom vir uma onda e estragar tudo. Mas é melhor ainda o poder de usar a resiliência pra encaminhar pensamentos e erguer tudo de novo, do zero, outra vez.

Mudar é bom, e se reconhecer é maravilhoso.

Esse é meu "até logo", pra correr atrás do que me faz feliz agora, neste momento. E nada mais me importa.

Na foto ofereço então meu amuleto, que faz parte de uma viagem incrível. E, como sempre, meus braços em oferenda ao mundo inteiro, que reflete nesse mar imenso, que é hoje meu coração.

Isso é viver

OBRIGADA
MUITO OBRIGADA

Quando me disseram que eu ficaria sozinha, somente com a mochila, confesso que me decepcionei um pouco. Na mesma hora fiz uma oração e pedi bastante luz pra poder guiar meu caminho.

Ele guiou, me levou de novo pra lugares que eu só via por fotografias e me fez voar.

A vida tem disso, pedidos, erros, acertos, fracassos e vitórias. A vida tem muitas coisas, é a gente que às vezes deixa de procurar.

Quando a luz da tua alma apagar, ajoelha com o coração e pede forte uma brechinha, lá no fundo. Ela sempre atende.

Uma viagem sem carro, somente na carona de alguns corações. Me sinto bem.

A semana que eu tanto amo vem aí, dia 19 vem aí, minha primavera. Coincidência ou não, acabei sentando na poltrona 19. Aquela onde senta o coração.

Boa viagem a todos os corações que neste momento estão partindo.

Me chamo Jéssica, e essa é uma das páginas que ainda irão completar o livro da minha vida

MUITO OBRIGADA!

Enquanto o mundo cai lá fora, ainda tem
gente amando.

Agora.

O amor é de fato bondoso, sem pressa.

Silencioso.

O amor grita e ecoa,

Quem ama, ama alguma coisa.

E quem ama, voa.

Sobre amores de rodoviárias e um
mundo inteiro pra se apaixonar.

Qual tua próxima parada?

Tava sentada na varanda do apartamento pensando sobre como o mundo é pequeno e imenso ao mesmo tempo pra sentirmos tanto ódio.

Lembrei-me de uma "ex-" amiga, (não sei o que somos mais). Aliás, me afastei dela pelos seguintes motivos.

A fulana vivia odiando alguém, ela odiava com toda a força. Ela tinha de tudo, absolutamente tudo que quisesse estava ao alcance dela. Ao mesmo tempo, hoje percebo que ela tem é nada. Eu já fui criada um pouco diferente, sabia ter o controle e não costumava pôr meu dinheiro em determinados lugares.

Enfim, a fulana tinha ódio, ela era popular. Na rua te dava oi e nas costas arremessava todas as palavras de ódio que estivessem dentro de si. Um dia ela olhava o Facebook e mostrava a foto de tal guria de que não gostava.

Tentei entender então por que alguém segue alguém de que não gosta. Tentei entender como. Por tanto tempo deixei que alguém com esse peso negativo de energia caminhasse no mesmo passo que o meu, logo o meu.

Fui além e tentei entender por que não gostamos de alguém, aliás... por que ODIAMOS alguém?

Passei por um processo bruto de adaptação a isso, de compreender por que não devo odiar meu semelhante, por que não posso omiti-lo, por que não devo emitir palavras de ódio.

Depois de muito tempo eu finalmente entendi, trata-se de amadurecimento.

De entender que cada ser humano é um só, que a vida é uma só (neste plano espiritual, claro). E que quem me derrubou hoje, amanhã pode me ajudar a subir a escada. Obrigada, de nada.

O tempo tem passado rápido demais. Minha mãe dizia que quanto mais nos ocupamos, mais ele passa. Essa é a impressão.

Talvez ela esteja certa, eu já acho que ocupei meu coração e aí aprecio todo momento como forma intensa.

Minha mãe me disse muitas coisas ao longo do tempo desde que cheguei a este mundo. Às vezes desvio as palavras dela e insisto em fingir não ser real. Coração de mãe é coração de mãe, ele não mente. É detector de amores.

Ela tá certa, no final das contas.

Pena que a gente só percebe quando tem que deixar essas pessoas maravilhosas. Escutem suas mães assim como escutam seus amigos, escutem suas mães assim como escutam seus corações.

Ela não gosta de cachorros grandes, mas eu driblei a opinião dela e fiz amizade com esse.

Ela também não queria me ver ir embora, mas tá entendendo que sou do mundo, agora.

CORAÇÃO QUE SORRI.

VIAJAR É ISSO,
VIAJAR É VIVER.

VIAJAR É TRANSCENDER, E
COMPARECER.

QUE NUNCA ME FALTE ESTRADA,
QUERO SER NAMORADA.

VIAJAR É TROCAR
A ROUPA DA ALMA.

VIAJAR É VIVER, COM CALMA.

Esses dias eu tava pensando sobre a importância que tem gostar de si mesmo, de como a vida retribui e de como o mundo é bondoso.

Sabe que, eu costumo dizer que meu coração sorri quando eu faço algo de bom pra alguém, e eu costumo mentalizar o bem.

Sabe, eu me apaixonei pelas coisas simples, tô tentando sair da minha zona de conforto, desapegando das coisas "caras", e eu provei isso a mim mesma neste final de semana.

Sabe, me chamaram de enigma e eu digo que na verdade eu sou tudo, por isso.

Acho que o mundo encontrou um jeito de me abraçar, como forma de agradecimento pela minha mudança. Aí ele pôs gente que eu achei que tinha esquecido pra cruzar comigo aqui do outro lado, botou gente que eu achei que jamais faria sentido, e colocou a pessoa que fez essa foto, pra mostrar que simplicidade e coração combinam SIM. (Não tô apaixonada, hahah).

MUITO OBRIGADA, VIDA, POR TUDO QUE EU VIVI ATÉ AQUI!!!! A vida não é curta, o mundo que é imenso.

Sabe? Eu sei.

QUERO ACREDITAR QUE O MUNDO ME DEIXA IR A QUALQUER LUGAR,

QUERO ENTENDER POR QUE SINTO TANTO, POR ENQUANTO

QUERO DESLIZAR, IR E VOLTAR

AMAR

Lagarta, casulo, morre, vive, sobrevive, cresce, aprende e engrandece.

Faz só dois dias,

Tô aprendendo por outras vias.

A natureza e a capacidade de transformar, a natureza me ensinando que resiliência tem que andar do lado, de mãos dadas, à frente.

Permanente.

A estrada me traz boas recordações, colocar uma galera na carona do teu coração, levar gente pra desfrutar da vida em cada quilômetro que tu percorre.

Ainda tenho muito pra andar, mas é gratificante poder passear por esse mundo assim... de mansinho!

É gostoso demais deixar o material de lado e seguir só teu coração, com a mochila junto e o pensamento lá no fundo, onde só a alma pode alcançar. Viva.

Cresci escutando meu pai dizer: "Nem tudo dá certo, não tenho tudo que eu quero, mas eu sei agradecer. Você precisa agradecer."

Verdade, pai. Demorei pelo menos alguns 15 anos pra entender que nem tudo dá certo, que a gente perde o ônibus, que o trabalho da faculdade dá errado, que a gente perde a faculdade, que o emprego dá errado, que as pessoas mentem, que nem todo mundo se dedica ao próximo como você, e por fim... nem tudo sai do jeitinho que eu planejo nos meus pensamentos.

E aí eu passei a agradecer, a fortalecer e florescer. Digo florescer porque eu tenho certeza de que tô florescendo, no meio de tudo que deu errado. Tô aprendendo a levantar.

Achei a ideia brega no começo, mas nos poucos doze dias tô vendo que eu ainda tenho que aprender, e ver esse pote enchendo. Já me mostra o quão grandiosa (de alma) tô me tornando.

Sugiro que todos tenham um pote de agradecimentos. Pra gente parar e ver que às vezes é só questão de olhar pro lado.

Às vezes eu só agradeço por: hoje ouvi um eu te amo sincero.

Sejamos sinceros e gratos com nós mesmos.

Tô aprendendo.

Gratidão e muito amor. Por Favor.

Corre, vai e volta. Não fecha a porta.

A gente sente e pressente, não mente.

Fotografei olhar, não quero deixar escapar.

Sem sentido, carregou comigo.

A vida passa, e se tu não falar, perde a graça, meu amigo.

Não sei se foi, se é, ou se vai ser.

Se me fizer florescer, deixa e manda esquecer.

Vida é o que tu põe pra fora, abre o peito e depois vai embora.

Vida é amar, sentir, e partir.

Vida é sonhar sem ninguém intervir.

Guarda memória.

Guarda porque, no final das contas, é só isso mesmo.

História.

Parece questão de amar, resgatar.

A gente sofre, eu acho que é questão de aprendizado, o amor faz isso. O amor sincero faz.

Tem gente que passa pela vida pra te fazer sentir, outras transmitir, outras entristecer, outras florescer. Tem muita gente.

Que doido, eu tava aqui, agora. E não é mais. Talvez nunca foi.

Dá vontade de cair fora.

Que seja metade, porém... com vontade.

Se aqui cheguei, é porque amei.

Obrigada, mundo, pelos ensinamentos que me traz, ao meu eu que faz mostrar capaz, obrigada, dor. Tô virando amor.

INSTANTE
É TEMPO QUE PASSA,
E GENTE QUE ABRAÇA,

INSTANTE
É COMPARSA, NÃO DISFARÇA

INSTANTE
É O QUE FOI, O QUE VEIO
E QUE VAI VIR

INSTANTE
É SORRIR

Mesmo sendo criada dentro de floricultura, creio que demorei quase uma vida pra entender que a gente pode sentir coisas puras estando em contato com o puro, o natural, a natureza.

Nesses meses todos descobri uma parte nova, me descobri, e descobri um mundo novo, talvez dois, três... Contato visual é bom, mas pôr tua alma em contato com o puro não tem explicação.

Me descobri, eu sou PURO AMOR!

Acontece que não dá pra viver sem
sentir, tem que permitir.

Não dá pra seguir sem ir, tô aqui mas
tô ali, ainda não vivi.

Instante que passa, gente que fica,
gente que vai, gente que permanece e
gente que volta.

Quanta gente, quanta volta, pouco
tempo. Segundo intenso. Permiti.

Acordei e floresci.

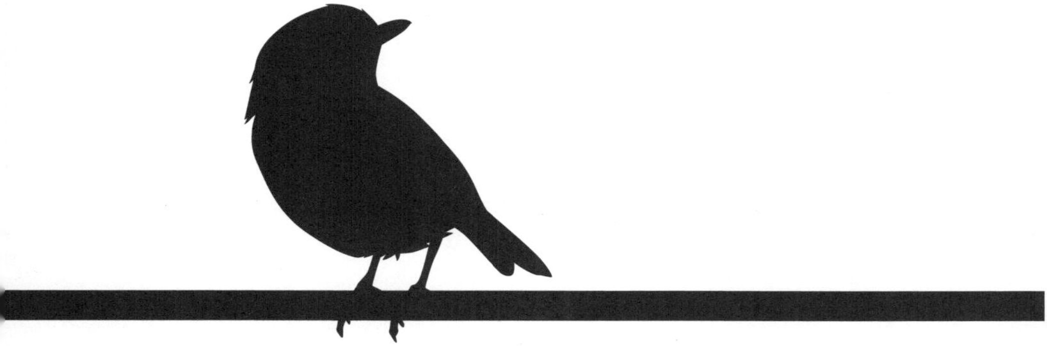

LÁ ATRÁS O INSTANTE, À FRENTE O QUE PRECISA SEGUIR. ADIANTE.

CORAÇÃO ABERTO, ESTRADA LONGA, MUNDO INCERTO SEM DELONGA.

IR OU VIR?

Quando eu olho esse tipo de coisa, eu me questiono como, de alguma forma, somos ingratos.

A gente acha que sabe de tudo, que conhece a vida, que sabe o que vai acontecer amanhã, que sabe como vai ser a programação do outro dia no trabalho, que sabe como vai voltar da balada, que sabe como irá à aula hoje, e na verdade... a gente não sabe nada. A gente espera saber e confunde com viver.

A gente vive, mas a gente espera, a gente ama, mas a gente espera. Espera alguma coisa, ou alguém.

Deixamos a simplicidade no banco de trás, nos esquecemos dela como quem esquece o guarda-chuva em dia de tempo fechado.

A gente esquece, e esquece muita coisa.

Me dei conta, a gente tem medo. Fica planejando e esquece que o maior ato do mundo não tem planejamento. A vida.

Tem que renascer, crescer, viver, transcender, comparecer.

Quero florescer igual a ela, no meio de pedra, única, intensa, e iluminada.

A vida é isso, florescer. Seja onde for.

Paz, amor.

Não dá pra entender se ele veio ou foi, ou se escondeu, se e voltou, ou se ele simplesmente ficou ali. Não dá pra entender nada.

Claro, beleza todo mundo entende, tá estampado, fotografado, por aí... Quando vem de dentro parece que surpreende.

Tem dias que tá virado, tá contrário, alguém me explica?

Bom, eu me explico.

Eu faço parte de um grupo de pessoas que têm o seguinte pensamento: pra tudo existe uma razão.

Se ontem não deu certo tem um motivo, se a porta fechou com a chave pra dentro tem um motivo, se eu briguei com meu melhor amigo tem um motivo, e assim sucessivamente, pra tudo.

Estou errada? Não sei. Mas de uma coisa eu sei bem, tenho vivido por esses motivos, eles têm me movido, ou me deixado intacta, acreditem: por um bom motivo.

Estar aqui ou ali, errar, tropeçar, não dar certo, falhar, escorregar, resvalar, talvez não agora, mas amanhã. A gente acha que conheceu a pessoa certa e não entende por que deu errado, a gente acha que não deveria ter ido àquela festa, a gente não entende por que a pessoa amada se foi, a gente não entende nada.

Fica tranquilo, meu amigo, vai existir um motivo. Se não existir? Se entenda contigo.

Finalmente, acabei de compreender por que comecei hoje a escrever.

Fim.

Ontem à noite, antes de me deitar, como de costume acabei viajando pra outro espaço. Em um dos meus medos, meu pensamento acabou viajando para meu lado medroso, e quando vi estava intacta, amedrontada, com medo do futuro, pensando se eu chegaria até ele, ou se não chegaria, pensando em como o tempo passou até aqui e como seria daqui pra frente... Pois bem... Não se passaram dez anos, como somos acostumados a pensar, mas passou, o futuro chegou. Um outro dia, depois de ontem, depois do meu medo, um dia que ainda não foi vivido, o futuro incerto.

O que eu posso dizer é:

A vida é um lago bonito num dia de calor, onde a gente pode entrar e banhar-se, ou simplesmente escorregar e esse lago nos levar pra nunca mais.

Estamos aqui, e agora, isso basta. Falem o que tiverem que falar, e o mais importante: sintam amor, espalhem amor, publiquem amor, o resto é apenas resto.

A vida é rasa.

SE ACASO NUMA CURVA
EU ME LEMBRO DO MEU MUNDO
EU PISO MAIS FUNDO,
CORRIJO NUM SEGUNDO
NÃO POSSO PARAR.

Passou.

Instante, constante.

E passa, passa de novo, e passa mais uma vez. Toda hora passa, e acabou de passar.

Dá vontade de ficar e não dá nem pra segurar. Queria eu ser tempo pra passar sobre tudo isso.

Sou passarinho, coisa boa. Dá pra ver de cima, voar, passar e passear.

Ainda bem que a gente não consegue descrever felicidade, não tem nada mais gostoso do que ser.

Viver.

Às vezes eu acho que o nosso coração realmente arruma um jeito de nos mostrar que está sorrindo. Isso acontece comigo toda vez que eu vejo uma cena bonita e simples por aí.

Esses "novos mundos" me fizeram resgatar boas lembranças, de um tempo mágico onde a gente mal sabe, mas cria outro mundo ali.

Não resisti, parei o carro e fotografei (eu amo momentos assim). Em questão de três minutos, enquanto atravessavam a rua, pude perceber a quantidade de gente que parava pra sorrir junto comigo enquanto eles passavam.

Na correria do dia a dia ficamos presos num lado intelecto que nos deixa em cativeiro, e vamos nos deixando levar por uma correnteza de tarefas, e deixamos essa parte linda passar.

Eles são livres pra sonhar tudo o que quiserem, a única coisa que os prende é aquela corda, que cai entre nós... Que coisa mais linda desse universo essas sementinhas segurando todas juntas pra poder chegar ao "passeio mágico", como diria um deles.

Ainda emocionada, me pergunto: por que não resgatamos pelo menos um de nossos lados de criança a cada dia? A pureza não tem preço.

Amar como eles amam,

Sonhar como eles sonham,

Imaginar como eles imaginam,

Chorar como eles choram,

E todo dia, aventurar como eles aventuram.

Resgatem-se.

Que dia lindo.

Por mais que tentemos ficar em um só momento, sabemos que a intensidade do tempo nos faz partir, às vezes sem querer, às vezes por querer, às vezes por uma força maior querer.

Me faz pensar como as coisas se vão por questão de segundos, e eu só posso segurar o abstrato, mas existe algo mais bonito do que o sentimento de saber que eu pude viver algo que vai ficar eternamente guardado na minha memória?

Que os que me feriram, jamais sejam feridos,

Que os que me amaram sejam ainda mais amados,

Que os que me confiaram sejam confiados,

Que os que me mentiram sejam — por si — perdoados,

E que a cada um que passou por mim, tenha daqui tirado algo pra aprender.

O contato físico existe em diversas formas, mas o de alma, só existe um.

Fiquem felizes quando sentirem algo que não conseguem expressar, o sentimento mais lindo do mundo não é visível aos olhos, o amor é abstrato.

Finalmente.

Um ano depois, a vida passou, meu dia não é mais o mesmo dia, a vida mudou, meu rumo mudou, e melhor... Eu mudei!

Preciso agradecer.

O medo da perda.

A falta da caneta favorita, a letra borrada na nova caneta ainda não amaciada.

O melhor amigo que se afastou, e a vida solitária que te abrigou.

A decisão impensada, e a mente inconsolada.

O não no lugar do sim, o podia ser feito no lugar do não feito.

A palavra guardada e outra vez, uma migalha em uma tonelada.

Se pudesse, te abraçava, e te diria mais uma vez, não esquece da batalha.

Há quem desista, há quem persista.

E há quem compensa e não falha.

É difícil compreender, entender.

É difícil aceitar que a vida é desumana às vezes,

É difícil.

É difícil acordar cedo, voltar tarde.

É difícil sair do aconchego e se ver sozinho, sem chamego.

É difícil,

É difícil entender que a vida te dá dinheiro e rouba tempo,

É difícil,

É mais difícil saber que por você é só você.

É difícil crer e ter,

Mas é ainda mais difícil ser bom, e o mundo não deixar a maldade ver.

Eu sei, é difícil.

A mente sobrecarrega exposta,

Mas bem ou mal,

A vida sempre te dá a resposta.

Levei muito tempo até compreender os caminhos que seguiria.

Tomei decisões erradas, outras nem tanto.

Decidir uma carreira é tão difícil quanto escolher a roupa que vestir na manhã seguinte. Talvez até mais.

Acordar cedo, construir uma carreira, cursar algo que te traga retorno financeiro futuramente, comprar um carro, comprar sua refeição mensal, construir uma família.

Será?

Por que não dar a volta ao redor de todas imposições, passar por cima, quem sabe?

Passar em cima de decisões tomadas pra você, e não por você.

Decisões.

Trocar relacionamentos, errar. Desistir do emprego, mudar o corte do cabelo, viajar.

Ainda lembro da sensação do dia em que decidi que mudaria de vida

Lembro da sensação de contar pra família que mudaria de curso e de estado

Lembro da sensação da primeira aula

Lembro da sensação da primeira noite sozinha na minha nova casa

Lembro da sensação do primeiro choro

Lembro da sensação do primeiro emprego na cidade nova

Lembro da sensação da primeira visita à casa dos pais e a sensação do cheiro de família no caminho de volta pra casa

Lembro de tudo, desde o dia em que fechei a mala e peguei a estrada

Hoje, depois de um ano longe de casa, com uma vida totalmente avessa aos olhares ocultos, de tudo que tenho, descobri que tenho guardado o melhor de todos...

Tenho ainda em lembrança a sensação de poder sentir tudo de novo à flor da pele

Porque o melhor do mundo não é ser, é sentir, sensações...

Obrigada, Universo, pela sensação de que já vivi todos os meus melhores momentos até agora.

Eu nunca tive ambições caras.

Nada que custasse um valor absurdo,
não tive ambições caras.

Talvez estivesse avesso, troquei
dinheiro por viagens, objetos caros por
passagens.

Não tive ambições caras.

O mundo me ofereceu propostas,
abriu as portas e agora me tem dado
respostas.

Não tive ambições, criei as condições.

Ainda me sinto um broto, mas
de tanto desejar, agora estou
conseguindo observar.

A flor às vezes parece não brotar. Há
dias em que nos sentimos espremidos
e comprimidos, dias em que
necessitamos de cuidado e outros de
adubo, dias em que precisamos regar
para desenvolver.

Existe uma flor dentro de você.

É só colher.

E é de sentar-se e tentar
compreender por que tanta
coisa toma o lugar de tudo que é
abstrato.

O sentimentalismo de entender
que a saúde compensa mais que
a hora extra do trabalho paga ao
fim do mês.

O detalhe de um banho quente
e um bom cafuné, no lugar do
shopping e todas as compras.

A compreensão de que um prato
feito do avesso na sua própria
cozinha vale mais que a culinária
peculiar do restaurante que te faz
gastar toda aquela grana.

Aos poucos é de ir sentando
lentamente numa rede ao fim do
dia, como quem relenta em um
berço. E chegar ao final de tudo
compreendendo que colocamos
coisas no lugar da vida, e sequer
devolvemos ao lugar.

Bagunçamos e sequer
perguntamos se temos licença e
porta aberta pra entrar.

Alguns desafios vêm acontecendo na minha vida. Nem sempre ficar sozinho é sinônimo de felicidade, muitas vezes a saúde grita por ajuda e viver longe de casa faz falta nessas horas. Amparo do ninho é fundamental. Mais difícil é entender que agora vive na sua própria.

Ainda assim, acredito na minha teoria do aprendizado. Mulher é o ser mais forte que conheço, e me tornei uma das mais fortes que já conheci.

Ainda tenho muitos planos para todo ano que se inicia. Um deles é palestrar por aí com todos esses desafios de viver longe de casa. Planos.

Para quem também está distante da família, sinta-se abraçado, domingo é dia.

Antes de dormir, não se esquece do motivo que te trouxe até aqui.

Há dias em que não é fácil.

Parece que tudo implica e ao final nada descomplica.

Há dias em que é preciso parar, outros, observar.

Há dias que te machucam, outros que te curam.

Dias que te guiam, outros que te perdem.

Há dias que te amparam, outros que te esquecem.

Sempre há, e também haverá.

Dias que não cabem a ti, mas ao Universo que, então, te descobrirá.

Tenho obtido experiências incríveis, talvez a melhor parte disso tudo.

Tenho sido experiente, tenho me visto e recordado.

Tenho parado e lembrado.

Tenho caminhado e viajado.

Tenho suado e trabalhado.

Tenho sofrido e chorado.

Tenho acreditado e depositado.

Talvez ainda não tenha chegado, talvez algumas coisas estejam fora dos eixos.

Mas tem dias que lembro que dos sonhos que tive, do menor ao maior...

Tenho realizado.

Obrigada, Universo, pelo dia a dia da mudança e da nova pessoa que a ti foi confiado.

Todo mês atravessa a ponte,
vira o mundo e volta à fonte.
Um ano pra que se renove
Um dia pra que você se prove
Todo fim é início
Todo sempre existe um 29,
pra que tudo se comprove

**O MUNDO NÃO PARA
E O AMOR AINDA COMOVE**

Leia também:

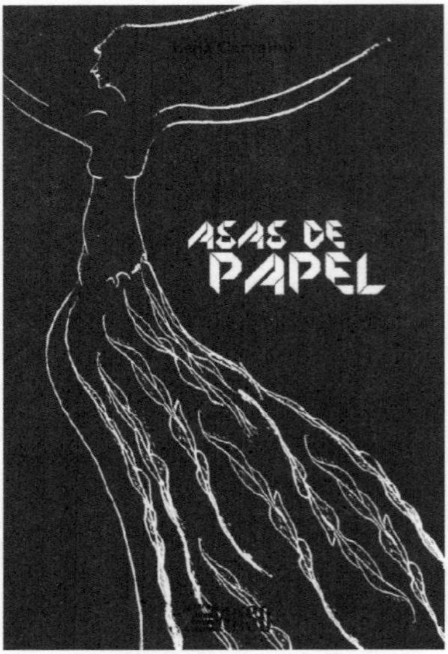

O livro de Leila Carvalho aborda um cotidiano inebriado de sentimentos, que são entregues ao leitor desde a primeira palavra até o ponto final. A escrita é multifacetada e reinventada, marcada pela busca da espiritualidade, representada por uma voz absolutamente feminina.

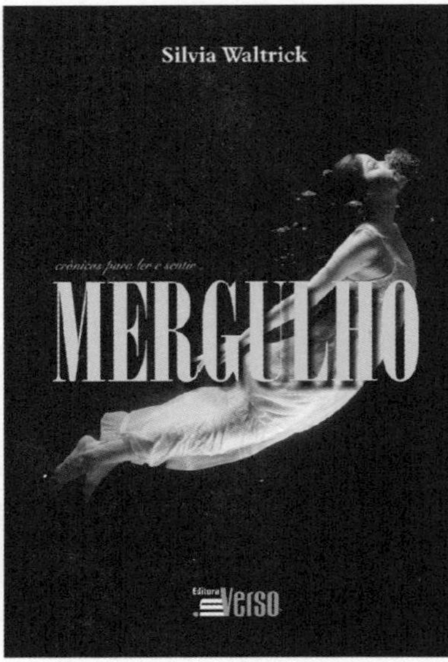

Uma forma de permanecer na vida, da gente e dos outros, observando, mergulhando na imensidão de sentimentos que nos tecem. Lembrar de amigos, partidas, filhos e até de compartilhar uma xícara de chá.

As crônicas que Silvia Waltrick nos apresenta neste livro, em forma de oferenda, vêm do exercício, que não cabia mais só nela, de emocionar com as palavras e fazer sentir.